Erick Pescador Albiach

La Salud y las Masculinidades

Erick Pescador Albiach

La Salud y las Masculinidades

Otras formas de ser hombre más saludable

Editorial Académica Española

Imprint

Any brand names and product names mentioned in this book are subject to trademark, brand or patent protection and are trademarks or registered trademarks of their respective holders. The use of brand names, product names, common names, trade names, product descriptions etc. even without a particular marking in this work is in no way to be construed to mean that such names may be regarded as unrestricted in respect of trademark and brand protection legislation and could thus be used by anyone.

Cover image: www.ingimage.com

Publisher:
Editorial Académica Española
is a trademark of
International Book Market Service Ltd., member of OmniScriptum Publishing Group
17 Meldrum Street, Beau Bassin 71504, Mauritius

Printed at: see last page
ISBN: 978-620-2-25274-4

LA SALUD Y LAS MASCULINIDADES

Erick Pescador Albiach. Sociólogo y Sexólogo.

Especialista en género masculinidades y prevención de violencia machista.

Contenido

Introducción

El género influye de forma grave y definitiva sobre el comportamiento y el pensamiento de mujeres y hombres, es como una marca de origen que va a definir muchas de nuestras vivencias, emociones y costumbres y que desde luego afecta a nuestro equilibrio y salud integral (física y psíquica).

Mujeres y hombres tenemos diferente aprendizaje de nuestros papeles sociales y de lo que podemos y no podemos hacer, por tanto y en relación a la salud, tendremos también formas distintas de cuidar nuestro cuerpo y de colocarnos frente a situaciones de riesgo o del autocuidado o de respeto a la vida o del conocimiento real de nuestros límites psíquicos y corporales. Pensemos por un momento cuantos hombres viven con enfermedades y afecciones graves ligadas a la demostración de su masculinidad o a la búsqueda sin fin refuerzos a su identidad, y cuantos mueren por ello por intentar ser "demasiado hombres de verdad".

Si entendemos la salud como un concepto integral que atiende a "...un estado de completo bienestar físico, mental y social, y no solamente la ausencia de afecciones o enfermedades" (1946 OMS) debemos trabajar por ella desde todas las perspectivas. Como veremos en este capítulo, uno de esos trabajos es modificar las imposiciones sociales de género para prevenir hábitos de la masculinidad tradicional que atentan directamente contra la salud de la mitad de la población y pone en riesgo a la otra mitad. Ésta debe ser una de nuestras prioridades en nuestras intervenciones socio-sanitarias que son todas las que realizamos cada día como profesionales de la sanidad. Desde la consulta podemos sostener u promover el machismo que mata o justo lo opuesto.

Este capítulo ofrece una serie de claves para poder detectar y observar como los hombres se relacionan con los hábitos saludables y como hacer una atención integral y preventiva desde la perspectiva del estudio de las masculinidades.

El aprendizaje del Modelo Masculino Tradicional Patriarcal.

Para poder entender las vinculaciones de la construcción de masculina y la salud, es imprescindible entender como se construye y sostiene nuestra Sociedad Patriarcal durante 4000 años y todavía hoy y como lo hace el modelo hegemónico de masculina.

Parafraseando a Simone de Beauvoir: "Los hombres se hacen no nacer", con ello queda clara la necesidad de un proceso de socialización primaria y secundaria que determinará en gran parte sus acciones y pensamientos. Aprender a ser hombre depende del marco social en primera instancia y en nuestro caso proviene de una cultura judeo-cristiana con profundas raíces patriarcales.

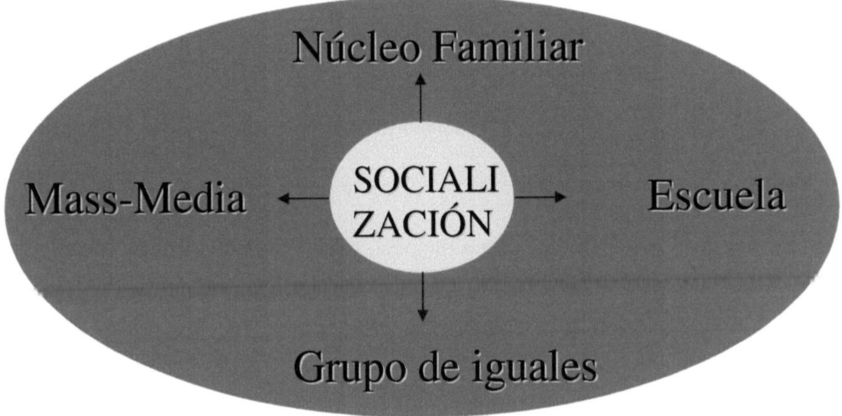

El núcleo familiar presenta un modelo afectivo diferencial para niñas y niños. Desde la forma y el tono en el que nos dirigimos a ellos hasta el llamado "desierto afectivo" que solo atraviesan los varones: Cumplidos lo 7 u 8 años los niños tienden a independizarse emocionalmente de la madre y aun más del padre, abandonan la costumbre de dar besos más si es en público. Escuchamos como bastantes padres y algunas madres sienten miedo a acariciar a sus hijos creyendo que si lo hacen pueden hacerlos "más blandos". El varón medio atraviesa entonces un desierto vacío de afectos prácticamente hasta que se encuentra con su primera novia sobre los 13 o 14 años. En ese mismo periodo a las chicas no les impiden su expresión libre de afectos incluso se alimenta como parte de una identidad femenina deseable.

Los mass-media, en concreto la televisión y la publicidad presentan modelos clásicos donde los hombres solo pueden expresarse desde la fuerza. Un ejemplo claro es el tratamiento de los anuncios: cuando se presenta un muñeca dirigida a niñas el tono de la "voz en off" es dulce y afectivo, mientras que si los muñecos son para niños es una voz grave y amenazante que anuncia el poder destructivo y las armas y sus accesorios, o el robot o el coche preparados para la batalla. Ya no se permite anunciar juguetes como pistolas, pero si modelos contra-afectivos y bélicos como estos.

El más poderoso de todos los agentes socializadores, es el grupo de iguales influido de forma circular por su entorno, refuerza cualquier homogeneidad y castiga severamente al que rompe la norma patriarcal. Si un chico se muestra afectivo o es poco deportista en lugar de beligerante y con fuerza física es denostado y acosado por el grupo hasta el extremo, en algunos casos hasta generar daños psicológicos graves tales como el bulling de género, que no solo es la violencia machista entre los más jóvenes sino además la homofobia o transfobia sostenida por el patriarcado para evitar la disidencia del modelo masculino establecido.

En la escuela y a través de los libros de texto o del tratamiento del profesorado, se hacen esfuerzos en la búsqueda de la equidad y de que las mujeres puedan ocupar espacios hasta ahora exclusivos de varones[1]. Ellas sacan mejores notas aunque tienen más dificultades para encontrar trabajo, se refuerza desde las propias instituciones educativas su espíritu de competencia y superación, lo que les sitúa, no sin dificultad, también en el mundo público. Sin embargo, no existen "curricula" específico que prepare a los varones para enfrentarse al mundo afectivo y de escucha emocional, al mundo del cuidado o la solidaridad, y por lo tanto pueda manejarse también en el mundo de lo privado. Ellos/nosotros están preparados para el éxito social pero no para el éxito en los vínculos (pareja, paternidad, amistad, etc.). Se promueve, en la mayoría de los casos, un modelo coeducativo parcial y unidireccional donde sólo se cambia el modelo identitario de las mujeres pero no se cuestiona el de los hombres.

Habitamos en una Sociedad Occidental jerarquizada y dominada por los valores y normas masculinas y quienes las representan, inmersos en un caldo patriarcal que todo lo afecta y lo transforma para solventar necesidades de poder y dominación de los hombres. Esto en primera instancia crea diferencias que discriminan entre mujeres y hombres y genera un desequilibrio de poder real en la vida cotidiana. Estás diferencias discriminativas refuerzan el lugar de liderazgo masculino y el de sumisión femenina y sustentan el Sistema Patriarcal cuyos guardianes son el machismo, el sexismo y la misoginia.

---

[1] Según la estadística del Ministerio de Educación Cultura y Deporte en el informe 2015/16, en las universidades españolas el   54,1 % de las matrículas el 58,0% de las personas egresadas son mujeres. Estos valores estaban invertidos en el año 2000 y a principios de los 80 la población universitaria femenina apenas alcanzaba el 25%.

La masculinidad de la que hablamos es la que todavía hoy está presente en la socialización de países de todo el planeta a veces de forma más directa y reactiva otras de forma oculta y sutil. Esa masculinidad rancia pero hegemónica está vinculada estrechamente a los poderes fácticos, al capitalismo, a las ideologías dominantes o al propio ejercicio de la dominación y lo hará en todas las facetas de la vida en especial en los modelos relacionales y en los sentimientos más sutiles: Los hombres son y sienten como hombres según en modelo aprendido por lo que sienten que necesitan ejercer el poder a costa de lo que sea.

Socialización de los sentimientos

Según el modelo tradicional de hombre son pocas las alternativas posibles para los nuevos hombres, ya que la socialización permanece sin cambios ni cuestionamientos. Los hombres quedan reducidos la expresión de la apariencia, la fortaleza y la violencia, que es en lo que se les educa y lo que se les permite dentro de la normalidad.

¿Cómo aprendemos a ser hombres sin los sentimientos? En la figura 1 podemos ver como todos los agentes socializadores nos construyen en la ausencia emocional, la desconexión de la identidad como algo propio y en la coraza de no sentir.

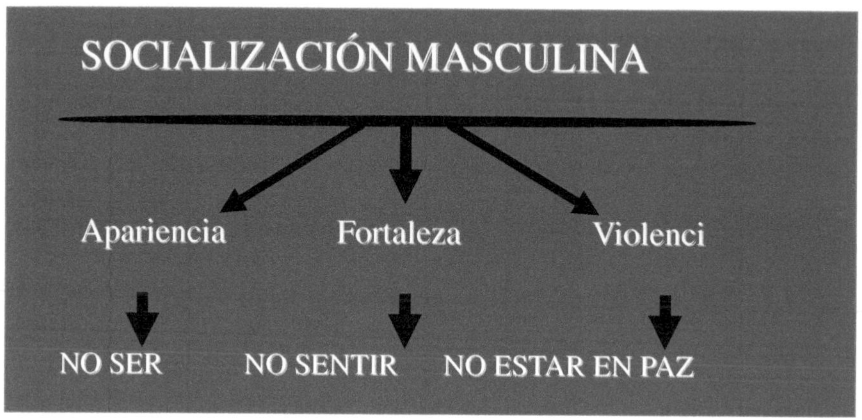

Quien pasa la vida pendiente de la **apariencia** más que de su identidad real, entra en el vacío del NO SER. Quien se instala y atrinchera en la **fortaleza** no deja salir su emoción y limita la escucha de su cuerpo con lo que se atrapa a si mismo en el NO SENTIR, coraza emocional que anula gran parte de su libertad y capacidad de comunicación e intercambio afectivo. Quien se enfrenta con todo para reforzar su debilidad interna a través de la **violencia** se pierde el contacto con la realidad y la escucha del dolor propio y ajeno, permanecer en una lucha constante sólo propicia la soledad de NO ESTAR Y NO ESTAR EN PAZ.

Ser hombre implica seguir las reglas sociales y las normas de comportamiento impuestas por el colectivo y por la tradición cultural pero también pensar y sentir de una forma determinada. Aprendemos a sentir como varones, a vestir como varones, a no expresar el cariño, el miedo o cualquier otro sentimiento que se identifique con la debilidad o con lo femenino. En este modelo, la comunicación desde el corazón no es segura, la razón y la ciencia deben guiar nuestros actos y expresar lo que sentimos y no lo que debemos sentir es peligroso. Como hombres, debemos demostrar nuestra masculinidad de poder, pasar las pruebas que la sociedad nos impone para demostrar que la poseemos, que somos "hombres de verdad". Y en el camino por demostrar quienes somos perdemos la oportunidad de ser quienes deseamos ser y nos jugamos la piel.

Lo que más fácilmente heredamos de nuestros ancestros son las emociones que sostiene los comportamientos, por eso es fácil que los hombres sientan una fuerte emoción positiva frente al riesgo y el peligro. Es de alguna forma una oportunidad para poder demostrar su valía como hombre y se siente internamente como un mandato, por ejemplo: cuando un hombre entra en competición cuando está al volante y otro hombre le adelanta (más si es una mujer), cuando alguien le agrede y siente la necesidad de responder con la misma o más violencia para no demostrar estar amedrentado o cualquier otra forma de demostración de valor o liderazgo que para los hombres es sinónimo de poder y reconocimiento pero también origen de un tremendo daño contra si mismo y si entorno. Todo esto va dando lugar a un modelo de hombre potencialmente peligroso y alejado de comportamientos saludables.

El MMTP y sus consecuencias para los hombres y su entorno

Desde el CEGM (Centro de Estudios de Género y Masculinidades) surge en 1999 una investigaciones con hombres jóvenes y adultos sobre la identidad masculina y sus parámetros sociales impuestos. El resultado será un esquema que develara los mandatos sociales de esa masculinas heredera del patriarcado, es lo que llamamos Modelo MTP. Lo hicimos a través de entrevistas personales y grupos de discusión que se orientaban desde la pregunta base ¿cómo es un hombre de verdad? ¿Qué tiene que hacer un hombre para ser un hombre de verdad? El resultado es un retrato en esquema (Fig.3) de la identidad de género que se proyecta sobre muchos hombres y que muchas mujeres entienden como real. Todos los elementos que aparecen en el esquema están relacionados y se retroalimentan para no dejar fisuras en el modelo hegemónico.

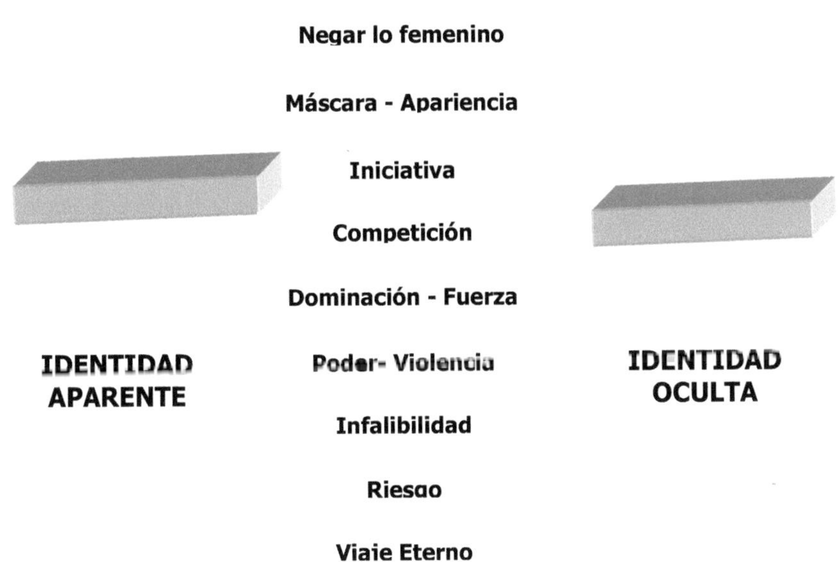

Según el mandato social un hombre tiene que ser el poseedor del conocimiento y se le confiere la imposible virtud de la *infalibilidad*. Los hombres deben ser capaces de hacer cualquier cosa y tener conocimientos sobre universal y como modelo están todos los super héroes de ficción que todo lo pueden que no creen los límites . Raras veces un hombre contesta a una pregunta compleja con un simple "no lo sé", o dice no ser capaz de realizar alguna tarea incluso aunque tenga, que poner en riesgo su integridad física. Dentro de ese aparentar del MMTP esta el aparentar saberlo y poderlo con todo como parte de una extraña demostración de poder. Una de mis alumnas 16 años lo ilustra con una frase a la perfección[2]: "La mejor forma de conseguir que un chico haga algo es decirle que no es capaz de hacerlo".

Parte fundamental de la aventura de ser hombre pasa por expresar el valor a través del *riesgo* (Badinter, 92). Todo proceso de masculinización o adquisición de la identidad masculina requiere de algún rito de paso que implique riesgo y valor del aspirante (Bonino, 2015). Un ejemplo clásico en nuestra cultura fue durante mucho tiempo la "Mili" el servicio militar que te convertía en un "hombre de verdad", pero también: el toreo, la velocidad extrema, el uso del fuego, los petardos y armas, pero también la primera relación sexual coital, el consumo sin medida de alcohol y drogas, etc. En el caso de los varones adolescentes de hoy el único rito que se paso de moda es el primero, los demás conservan plena vigencia y acentúan hasta el extremo el MMTP.

Por último, esa continua actividad y necesidad de mostrar y probar su identidad masculina obliga a los varones a estar instalados en el movimiento y en un *viaje eterno* sin llegar jamás a puerto y sin disfrutar de la travesía, al modo en que se describe a Ulises en la Odisea (Gil Calvo, 97). Mientras el príncipe azul comía perdices y era feliz con su amada en los cuentos y dibujos animados diseñados para chicas, las historias de chicos acababan con el caminar del héroe hacia el

---

[2]   Grupo de discusión parte del trabajo de investigación realizado en febrero de 1999 en Sagunto paralelo a unas intervenciones en el aula sobre "El cuestionamiento de los mandatos de género" del Proyecto Ulises.

horizonte en busca de nuevas aventuras[3] (Sanz, 97, págs. 83-92).

Pero por debajo de la *identidad aparente* definida sobre estas líneas se sostiene una *identidad oculta* que rompe la norma del deber ser y que conecta a cada hombre con lo que desea ser realmente alejado del modelo social de género. Es precisamente en ese plano en el que nosotr@s buscamos el futuro de las masculinidades, tantas formas de ser hombre como individuos existan y que esté alejado de las violencia machistas y del riesgo como elementos masculinizantes.

---

[3] En este sentido resulta realmente interesante el desempeño de los roles en series de dibujos Manga o La Patrulla Canina, Bob Esponja, Heidi, Candi, Oliver y Vengi y derivados o cualquier otro tipo de dibujo habitualmente japonés, donde se muestra claramente la sumisión o anulación de las mujeres, la competencia salvaje de los varones o las relaciones de poder entre razón y emoción. La sociedad japonesa posee una tradición patriarcal y capitalista llevada al extremo (el nivel de suicidio en adolescentes es muy elevado) y, sin embargo, entra en nuestras casas sin filtro ni vigilancia a través del 80 % de los cómics y las series de dibujos animados que consumimos en España y Europa.

El cambio posibles de los hombres: Emociones y escucha

Dentro de identidad oculta de cada varón se esconde una necesidad de crecimiento que rompa con la coraza que limita la expresión de nuestras emociones. El camino para crear nuevas formas de ser y manifestarse como hombre pasa necesariamente por reaprender el mundo emocional y de la escucha. Somos, por ser hombres educados como tales, analfabetos emocionales y faltos de la escucha solidaria y empática que nos permite comprender a la otra persona y a nosotros mismos, no sólo en el plano funcional sino en el afectivo.

Los Sambia de Nueva Guinea "son un pueblo obsesionado con la masculinidad, a la que consideran altamente problemática, así como un dilema y una penitencia." Por tanto la virilidad ha de inducirse artificialmente en los muchachos vacilantes. Para proceder a este estado seguro de masculinidad creciente, los más jóvenes deben ingerir el semen e los adultos mediante una felación, de este modo la "semilla" dará lugar a un varón grande y fuerte (Gilmore, 1994, 148).

La mujer es mujer y no necesita entrar en competencia para serlo. La naturaleza le concede un rito de paso seguro, la menarquia (primera regla)[4]. Ninguna otra mujer pone en duda su feminidad ni su identidad. No tiene que demostrar nada a

---

[4] Los problemas de identidad en la mujer habitualmente vienen parejos a las últimas reglas (climaterio) y al comienzo de la etapa de menopausia o la no consecución del mandato reproductivo.

nadie porque no es su obligación alcanzar o superar nuevos retos, sino que socialmente se plantea como un añadido de autosuperación y no como un mandato.

Antes de nacer, el feto identificado como varón al descubrir en la ecografía unos genitales masculinos, genera ya unas expectativas: "que patadas pega, es muy fuerte, seguro que será futbolista", diferentes a las creadas por otro feto identificado como mujer: "pega pataditas, que inquieta va a ser esta nena". Al nacer se confirman algunas expectativas y se generan otras: "Ves es fuerte como un toro y con ese paquete que tiene seguro que hará estragos entre las mujeres". De este modo se crean una serie de guiones de vida a los que hay que responder para no ser rechazados: "ese niño no crees que juega demasiado con muñecas, es demasiado callado a ver si se nos va a *amariconar*".

A lo largo de toda la socialización se sigue modelando los sentimientos y el comportamiento del varón patriarcal, que son entre otros los representados por algunas ideologías concretas:

En la primera infancia: "No llores"

Al llegar a la escuela: "Tienes que ser el mejor, no vas a dejar que te ganen las chicas"

En la adolescencia: "Deberías salir más con chicas"

Desde el lenguaje: "Dile a los hombres que vayan sentándose en la

	mesa que la comida ya está"
Frente al amor:	"No te enamores que es una locura."
	" Si te dejas llevar te harán daño"
Frente a las mujeres:	"Todas las mujeres te quieren cazar"
	"Todas las tías son unas putas"
En el trabajo:	"Tienes que ganar mucho y ser rico y famoso."
	"La vida es competencia, ganar o morir"
En el matrimonio:	"Tú llevas los pantalones, tú decides"
	"Cuidado no vayas a ser un calzonazos"

El modelo de masculinidad patriarcal que predomina determina una serie de sentimientos y los trasforma para reforzar la identidad del varón frente a cualquier atisbo de debilidad creando otras debilidades (Giddens, 95). Desde la apariencia, la tristeza y el dolor deben convertirse en fortaleza y contención. Un hombre no puede sostener siempre la tristeza o el dolor porque no sabe, el miedo le invade pero este tampoco le está permitido. Sólo le enseñaron a negar sus emociones no a atravesarlas y permitírselas. Un hombre no puede mostrar siempre fortaleza frente al amor porque perderá a la persona amada. Tampoco puede resistirse a la alegría o al placer porque ninguna relación personal sería viable y placentera. Pero tampoco puede dejar de ser hombre y de defender su virilidad aprendida. ¿Qué sucede cuando el varón "no da la talla"?

Cuando un varón cree no cumplir con el mandato del MMTP y su mascara de fortaleza se resquebraja, aparece la rabia en forma de impotencia. La rabia se transforma fácilmente en violencia y en agresividad, lo que le permite recobrar falsamente una situación de seguridad y fortaleza, es decir, se hace uso de la violencia para recuperar el lugar de poder.

Desde la fortaleza resulta imposible la comunicación en igualdad, el intercambio y los vínculos en clave de paz y por tanto también el placer y la sexualidad. La rabia acaba igualmente con los vínculos pero tiene el efecto perverso de hacer recuperar un tanto de poder ficticio frente a las demás personas. De un varón instalado en la contención y en la "fortaleza de espíritu", capaz de no llorar ni en el entierro de sus más queridos, surge un varón temido y distante.

Formas de aprender la escucha emocional

Podemos entender a los varones en pleno crecimiento y cambio de actitudes, pero no es suficiente con un cambio de imagen. Se precisa una adecuada revisión de cómo los varones escuchamos las emociones propias y ajenas, empezando por conectar con nuestras emociones reales más haya de las aprendidas-

En origen podrían existir muy diversos modelos masculinos pero todos ellos quedan cercenados por la transformación, traslocación en las emociones que impulsa el MMTP. Esto implica el corte emocional del que antes hablábamos y la pérdida de la capacidad de expresión y escucha de las emociones.

Esta perdida va a generar de forma inmediata una dificultad comunicativa de los varones con las mujeres, con otros hombres y consigo mismos. Aparece en este momento el conflicto relacional del que son víctimas un gran número de varones y de las mujeres masculiniazadas, que imitan modelos de poder masculinos.

Ante esta situación nosotros planteamos un proceso terapéutico y educativo que pasa necesariamente por la *reconstrucción del cuerpo de las emociones*. A través de la terapia y de los ejercicios preventivos en las aulas desarrollamos la capacidad de autoescucha de mujeres y hombres, para permitir que contacten libremente con su emoción en un proceso de introspección necesario y curativo. Los procesos de paternidad presente y corresponsable tienen el mismo efecto terapéutico con los hombres.

En segundo lugar se trabaja el hacia fuera, desarrollamos la escucha emocional y activa del otro a través de ejercicios de empatía, juegos solidarios y cooperativos, que requieren de la implicación de la totalidad de la persona, en los niveles cognoscitivos y sensitivos. Dicho de un modo sencillo, mejoramos la capacidad de comunicación desarrollando los espacios de placer de la persona y la creación de sus vínculos en equidad.

Este proceso conlleva la reestructuración del cuerpo en un cuerpo para la emoción, que pueda disfrutar y expresarse libremente sin límites de género, es decir, reeducar al cuerpo para que cambie su estructura y el pensamiento que crea la contención emocional. Es habitual ver a pacientes hombres que presentan corazas corporales (rigidez en las caderas la espalda, pecho bloqueado, tensión mandibular, etc.) visible exteriormente y como estas a lo largo del trabajo de desarrollo personal y terapéutico van reduciendo o desapareciendo en su totalidad.

Nuestra hipótesis de trabajo

Visto el modelo de hombre que la sociedad patriarcal nos ha dejado en herencia (MMTP) y las dificultades que genera en los hombres y su entorno es fácil inferenciar que esta forma de actuar y pensar la identidad masculina afectará gravemente a la salud de toda la sociedad y que supone un gasto económico, humano y de esfuerzos y recursos que son claramente evitables si se produce un cambio desde acciones preventivas.

"Una adecuada reeducación y diversificación del modelo masculino en otras formas no violentas de ser hombre garantiza una mejora socio-sanitaria y debería ser una prioridad en los programas de prevención del Sistema Sanitario"

A continuación vamos a demostrar y argumentar estos cambios para poder entender que salud y género también es salud y nuevas masculinidades.

Realidades estadísticas

En el análisis psicosocial podemos anticipar que el MMTP es disfuncional y genera no solo conflictividad social sino además desequilibrio para los individuos que lo integran en sus vidas, y por tanto atentará también contra su salud, pero esto sería solo una hipótesis inicial o una atrevida inferencia de un análisis de conductas sino fuera por la aplastante realidad estadística que hay detrás.

Sabemos que en tiempos de crisis se tiende al recorte en las prestaciones educativas y sanitarias gratuitas, pero lo que no sabemos es que un adecuado cambio de actitudes en el uso y la expresión de las masculinidades reduciría el gasto médico a menos de la mitad.

Un primer ejemplo para ilustrar nuestra hipótesis sobre el cuidado y el riego que los hombres asumen y la sociedad patriarcal apoya son los que se muestran en los datos de:

ACCIDENTES DE TRABAJO MORTALES EN JORNADA LABORAL.

Primer semestre 2016 (Subdirección General de Estadística, Ministerio de Empleo y Seguridad Social) Según sexo

De los 239 accidentes de trabajo mortales en jornada laboral, 221 afectaron a varones, mientras que 18 afectaron a mujeres. En comparación con el mismo periodo del año anterior, se produjeron 11 fallecimientos más en los varones y 5 fallecimientos más en las mujeres, pero los valores persisten.

Podemos comprobar el gasto médico que estás muertes y en enfermedades de larga duración es el más elevado. Sabemos también que el gasto de dependencia se centra en los hombres. Diabetes, Obesidad, Tabaquismo Alcoholismo, enfermedades respiratorias y cardiovasculares, son algunas de las enfermedades de la lista de crónicos y que nada casualmente tienen que ver con malos hábitos de vida y en un 68% con cara de hombre.

Por ejemplo: El **sobrepeso** es responsable de 1 de cada dos enfermedades y reduce la calidad de vida y agrava cualquier proceso de enfermedad. En nuestro país el 45,1 % de de los hombres sufren sobrepeso u el 28,1 % de las mujeres.

El **consumo de tabaco** sigue siendo masculino 27,9 % de los hombres y el 20,2 de las mujeres. Personas bebedoras de riesgo 2,1 de los hombres y 1,4 de las mujeres. En el consumo de otras drogas como cocaína, cannabis, alucinógenos o éxtasis el consumos de las mujeres está por debajo o muy por debajo de la mitad (Estadística 2015 Plan Nacional de Drogas). Pero la diferencia no esta sólo en el uso de una sustancia u otra sino en el modo de uso, por ejemplo, el número de comas etílicos de los hombres jóvenes entre 15 y 19 años, hay sustancias como la heroína o los inhalables volátiles que los hombres consumen hasta 6 veces más que las mujeres, hay una relación directa en función de la peligrosidad de la sustancia, cuanto más desconocida y peligrosa mayor es el consumo por parte de los hombres. El consumo de alcohol y drogas entre jóvenes (15-29) sigue el patrón en ellos de "hasta que el cuerpo aguante" Y por último, el indice de recuperación de la adicción es mucha más elevado en mujeres, se agarran literalmente más a la vida.

Las **bajas laborales** de nuevo aparece un patrón clarísimo donde la falta de valoración del riesgo y la demostración de la masculinidad desde el poder y la infalibilidad coloca a los hombre más cerca de los accidentes, la enfermedad o la muerte. No se trata sólo de que las mujeres escojan trabajos con menor riesgo sino que ante el mismo sector porcentualmente los hombres tienen más bajas y más graves, muchas veces con la única motivación de demostrarse a si mismos o al resto que pueden hacer lo imposible o vencer al peligro para demostrar que son el macho alfa.

Los números hablan por si solos, en el primer semestre de 2016, el (Subdirección General de Estadística del Ministerio de Empleo y Seguridad Social), según el mes oscila sin demasiadas variaciones entre el 70% de varones y el 30% de mujeres. De nuevo la gravedad y duración de la baja está ligada al sexo y de nuevo los varones ganan por goleada en las bajas de larga duración. La población activa en este periodo es de 18 millones de los cuales 9.7 son hombres y 8.3 mujeres.

En los **accidentes de tráfico** es necesario hacer un esfuerzo por entender los datos que muchas veces no aparecen ni claros ni explicados en la propia pág. web de la DGT, su último análisis estadístico por sexo es de 2013 y se refiere a datos de 2012. Por ejemplo, sabemos que mueren el doble de hombres que de mujeres en accidentes de tráfico, p.e. En 2004 mueren 111 hombres por millón de habitantes y en 2013 son 36, frente a las 51 y 17 mujeres que mueren esos mismos años. Lo que no se ve es que quien conduce esos vehículos que se accidentan son mayoritariamente hombres como las causas que llevan al siniestro están directamente relacionadas con el modo de conducción: los hombres conducen más al limite de las posibilidades del vehículo, más rápido y con excesiva confianza que les coloca mucho más cerca de un destino fatal para ellos y sus acompañantes, otros hombres pero fundamentalmente mujeres y niñ@s.

Fig 4. Tabla fallecimientos.

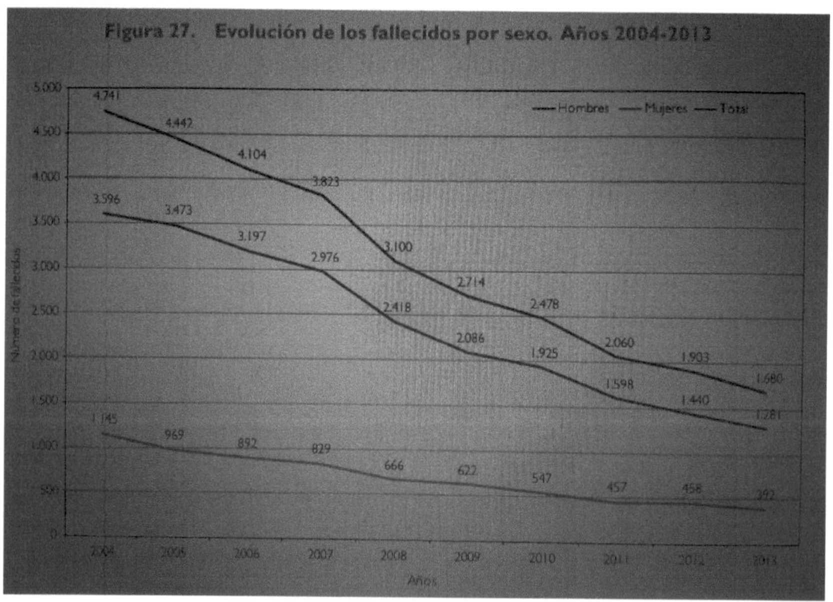

"En 2013 fallecieron 1.281 hombres y 392 mujeres, de forma que el 76% de los fallecidos fueron hombres y el 23% mujeres. En las vías interurbanas el porcentaje de hombres fallecidos se eleva al 78%, descendiendo en las vías urbanas al 72%." Informe DGT 2013

Existen muchos otros parámetros estadísticos que defienden nuestra tesis inicial, y todo ello a pesar de las dificultades de algunas entidades públicas para hacer una adecuada segregación de los datos por sexo ya que tan bien saben hacerlo por edades o condición socio-laboral, esto es otra muestra de como el patriarcado está inmerso y controlando el Sistema en el que vivimos. Desde aquí puedes recoger nuestra propuesta de investigación como futuro profesional de la sanidad y continuar profundizando en esta investigación y sus consecuencias. Al final del capítulo hacemos algunas propuestas para ello.

Los mandatos psico-sociales sobre el cuidado

¿Por qué los hombres tienen peor salud? ¿Por qué se accidentas más y con mayor gravedad? ¿Por qué los hombres se mueren antes y en peores condiciones y con peor calidad de vida?

Los hombres ni aprendemos ni practicamos **el cuidado** ni con nosotros mismos ni con las demás personas de nuestro entorno, fundamentalmente porque ni somos socializados, ni nuestros juegos de infancia nos inducen a ello ni tampoco la sociedad Patriarcal apoya y refuerza un comportamiento cuidador en los hombre como si es el caso de las mujeres. Sin embargo, sí existe un mandato del

MMTP que nos obliga a ser proveedores (breadwinners) y que se castiga duramente al varón que no lo cumple.

Esta falta de habilidades para el cuidado tiene efectos sobre: la capacidad de escucha emocional y del dolor propio y ajeno, dificultades relacionales en la sexualidad y el amor, la ausencia en la crianza y la paternidad y en los cuidados a personas mayores y enfermas. En esta ocasión no vamos a caer en la demostración estadística que cualquiera puede observar y comprobar lo dicho pero si vamos a hacer un repaso de las causa de este despropósito masculino sobre el cuidado que afecta a la mayor parte de los hombres y lo sufren la gran mayoría de las mujeres, otros hombres y su progenie.

La escucha emocional, como veíamos en el MMTP es un mandato cuyas consecuencia las pagan los hombres y su entorno. Si como hombres estamos centrados en nuestro propio poder y negamos lo femenino como esencia de lo emocional y afectivo en la construcción de nuestra identidad masculina (aquello que Freud denomino matar a la madre), tenemos el marco perfecto para ser hombres analfabetos emocionales.

Las sexualidad son para muchos hombres y las relaciones amorosas se ven afectadas en primera instancia en sobre dimensionadas

En el amor que no se basa en el cuidado y por lo tanto en la escucha de las propias necesidades y en la ajenas, es un amor llamado al fracaso y un modelo de relación que acaba indefectiblemente en la ruptura. El amor ausente que aprenden los hombres, fundamentado en el miedo a la perdida de poder y por ende al compromiso contempla la de separación y de miedo a la fusión como modo de relación

Las consecuencias finales son evidentes, hombres que no aprenden a sentir.

Fotografía de actualidad: Características sociosanitarios a tener en cuenta frente a la intervención con hombres, el 49% de la población.

Yendo de nuevo de lo general a lo concreto podemos ver las consecuencias de esta dificultad de asumir y practicar el cuidado y por tanto estar más cerca del riesgo en una foto de actualidad social.

El problema de salud pública que trabajamos tiene sin duda muchas aristas y recovecos :

- *El 87 % de la población carcelaria son hombres lo que supone que la mayor parte de los delitos y de la violencia está en la mano de los hombres y sin embargo gastamos esfuerzo y programas en decirle a las mujeres como prevenir esas agresiones en lugar de decirle a los hombres qe dejen de llevarlas a cabo.*

– Cuando hablamos de riesgo en el trabajo o en la carretera intencionalmente o no se olvida dar el dato y la explicación de porque los hombres son el origen y el final de estos datos de accidentes y muertes que crecen cada año o descienden levemente.

– Si hablamos de exclusión social y de las personas que viven en la calle se nos olvida dar de nuevo el dato de género que sitúa el problema en los problema de identidad masculina frente al no ser proveedores y tener periodos de paro laboral prolongados.

– La mortalidad adolescente en los chicos es escandalosamente superior a la de las chicas (Bonino, 98) al igual que el consumo de alcohol y drogas

El ejercicio del MMTP genera un gasto económico insostenible que no por normalizado es menos grave. En consecuencia es necesario evaluar la situación real riesgo contra la salud para poder elaborar posibles planes de prevención.

Riesgos laborales y masculinidades

De los riesgos laborales que los hombres asumen y de sus consecuencias ya hemos hablado al hacerlo de los datos estadísticos, lo que no hemos hechos es explicar al detalle que es lo lleva a un hombre a asumir riesgos por encima de sus límites y a repetir ese comportamiento peligroso con ellos mismos y su entorno.

Masculinidades y violencia: un grave problema de salud pública

Al analizar el fenómeno de la violencia machista y sus consecuencias nos olvidamos que se trata de un problema de hombres que sufren las mujeres (Bonino, 2008):

"Desde un enfoque integral de la violencia de género excluir a los hombres como objetivo específico de intervención no es adecuado. Son ellos quienes producen mayoritariamente el problema en lo público y en lo doméstico, yson ellos los que aun tienen más poder social, necesario para tomar decisiones privadas, públicas y políticas para la erradicación de la violencia de género."

Es por ello que también la solución debe pasar necesariamente por el trabajo con los hombres y sus modos de vida y relación con las mujeres.

También se nos olvida que la violencia de los hombres sobre las mujeres genera un problema de salud pública por sus consecuencias sobre las mujeres, sobre su entorno (hijas y demás familiares y sobre ellos mismos. Es necesario pensar en esta forma de violencia de forma integral y no caer en el error de centrarnos solo en las agresiones físicas dejando a un lado el daño emocional con consecuencias psicosomáticas, el daño estructural frente a la explotación de las mujeres y su baja consideración y reconocimiento social, etc. tomo ello pasado ya el umbral del siglo XXI nos debería hacer reflexionar sobre que como las distintas entidades públicas y en concreto los estamentos que trabajan sobre la salud en nuestro país deben implicarse en la resolución del problema.

Los hombres, la sexualidad y la reproducción

Otro de los problemas graves vinculados a la salud y a las actitudes masculinas tradicionales es el que se nos muestra a través de la perspectiva de las sexualidades. Esto quiere decir que tanto a nivel de compartir sexual como en el ámbito reproductivo se repetirás los modelos de poder que ya hemos trabajado y esto tendrá consecuencias inmediatas para la salud de los hombres y por relación directa también de las mujeres.

El poder estará presente en la cama y la dominación se expresará también por medio de una sexualidad masculinizada al gusto y forma de los varones y de lo reproductivo, genitalizadas, rápidas, basadas en la penetración y sin atender a las necesidades de la otra parte, más si esta es una mujer. Se deja a un lado las sexualidades más diversas, globalizadas, sentidas con todo el cuerpo y cercanas a lo emocional, donde las caricias y la seducción son solamente preliminares de la penetración con toda la carga desvalorizadora que ésto conlleva (Sanz, 1997).

En lo reproductivo la masculinidad tradicional se expresa y refuerza como aquella que es capaz de fecundar y mucho más si tiene como producto a un varón. En algunas culturas como la japonesa, que el primer nacimiento fruto de la pareja sea una mujer está mal visto y si un hombre tiene varias hijas su masculinidad se pondrá en duda por no poder reproducir la esencia del poder masculino.

*(De Keijzer, Benno 2000) La sexualidad es, definitivamente, otro campo central en la comprensión de las identidades masculinas con repercusiones diversas en la salud. Varios estudios en diferentes países dan luz acerca de la enorme diversidad en las prácticas sexuales de los hombres y las formas en que tienden a estar siempre atravesadas por **el eje del poder***

Hasta donde el Cuerpo Aguante: Género, Cuerpo y Salud Masculina_(Horowitz y Kaufman, 1987; Castro, 1998; Nuñez, 1994; Ruz, 1998; Sanz, 1997)

La dominación es el elemento clave en las relaciones sexuales dentro del MMTP, y por lo tanto estarán mal vista la relación donde las mujeres expresen libremente su deseo o lleven el control de la misma. Serán poco hombres aquellos que no lleven las riendas del encuentro sexual o no sean expertos amantes, hasta el punto de que muchas mujeres creerán que su sexualidad depende de las habilidades del hombre con quien estén y no de sus capacidades frente al placer.

Sumado todo esto, aparece un largo listado de enfermedades y malestares sociales que afectan a mujeres y a hombres pero que tiene su origen en la predominancia de una sexualidad esperada según el modelo del Patriarcado. Por ponerlo en forma de listado y con el peligro de siempre olvidar algún punto estaríamos hablando de:

- Una sexualidad hegemónica a imagen y semejanza del modelo masculino hegemónico.

- Genitalizada y concretada en el acto de la penetración como el más importante, ya que está ligado a lo reproductivo (incluso para las nuevas generaciones una relación completa es aquella que llega a la penetración con independencia del disfrute).

- Se rechaza toda practica sexual no geitalizada, no reproductiva o que no ligada a la dominación.

- El disfrute se coloca en un segundo plano y se centra la atención en la efectividad del encuentro: que cantidad de erección, que cantidad de tiempo, cuanta cantidad de esperma o cuantas veces en una noche, etc.

- Se reconoce y promueven aquellas prácticas que representen la dominación frente a la sumisión de una de las partes donde hay un elemento activo que penetra y otro pasivo que es penetrado (aplicable igual a las relaciones hetero como homosexuales

- No se reconoce a las mujeres como sujeto de la sexualidad sino como objeto

- Las mujeres no tienen derecho a demandar, hablar o disfrutar de su sexualidad sino es para reconocer el placer recibido por varones que son dadores y dueños del mismo.

En resumen todo lo que aparece en esta lista es la causa fundamental del 90% de los problemas que aparecen en terapia sexual y que se resuelven con una adecuada reeducación y la inclusión de la **igualdad** en las relaciones de pareja.

Dicho de otro modo, una pareja bien informada sobre su sexualidad, libre de los modelos de dominación patriarcal y que practica la igualdad dentro y fuera de la cama tiene garantizada una excelente salud sexual.

Salud Mental y Masculinidades

Como podemos comprobar, a medida que vamos avanzando en la complejidad de construcción de la identidad masculina y sus más perversas consecuencias, la suma total de todo lo dicho hasta ahora nos da noticia de que un "hombre de verdad" no goza de buena salud física pero tampoco mental. De nuevo podemos acudir a la estadística para hablar de exclusión social por problemas de salud mental y comprobar que los indices en hombres se disparan, también podemos visitar un albergue municipal y hacer un estudio rápido y ver que cantidad de hombres y mujeres encontramos

Los factores que hacen de los hombres una diana fácil para las enfermedades que se pueden detectar en los servicios de salud mental son claras:

- El elevado nivel de autoexigencia y de éxito demostrable obliga a los hombres a sostener grandes dosis de estrés y de frustración por no alcanzar el listón cada vez más alto.

- El porcentaje y el modo en que se consume alcohol y cualquier otro tipo de droga.

- La identidad masculina al ser la de poder dentro del sistema necesita de permanentes pruebas de control y muchos elementos que la ponen en duda, cuando una mujer se representa según el modelo masculino adquiere poder pero si un hombre adquiere cualquier comportamiento entendido como femenino y por lo tanto representado desde el no poder pierde su privilegio y su posición al instante.

- Mayor responsabilización sobre el éxito laboral, económico, sexual y de poder que las mujeres por definición de su propia identidad socialmente adscrita.

Paternidades, cuidados y prevención del machismo que mata

¿Por qué tratar el tema de las paternidades y de los cuidados?

Hablamos aquí de uno de los trabajos más extraordinarios para revertir los efectos del MMTP y de las violencias masculinas en cualquiera de sus formas. Sabemos que la incidencia en violencia machista aumenta para aquellos hombres que no han tenido un marco familiar amable y estructurado y también sabemos que estadísticamente los hombres analizados que ejercen violencia no han sido ni son padres presentes y corresponsables. Ergo, si trabajamos con la socialización y la promoción de paternidades cuidadoras presentes y corresponsable estamos reduciendo exponencialmente la aparición de situaciones de violencia en esos hombres y sus familias.

Esto atiende no solo a la reducción de la la violencia de origen machista sin también de sus consecuencias socio sanitarias adversas, es decir, si los hombres están en el cuidado no están en el riesgo o en la violencia y sus indices de enfermedades derivadas descienden al nivel de las mujeres, se reducen a la mitad o menos.

RECOMENDACIONES DE INTERVENCIÓN:

Hábitos saludables a trabajar con la población masculina educada en la estructura tradicional:

- Intervención socio-sanitaria en la prevención de las muertes prematuras,

- Accidentes laborales que estudien la causas y su vinculación con la demostración masculina y la desconsideración del riesgo

- Hábitos de consumo no saludables en los hombres (alcoholismo, tabaquismo, drogodependencias, etc.) haciendo especial atención a la causalidad y el modo consumo de sustancia dañinas par la salud.

- Sexualidades masculinas desde el aprendizaje de la escucha, el cuidado y las sensaciones.

- Programas de corresponsabilidad en la concepción y en las relaciones sexuales desde el placer y la igualdad

- Planes específicos sobre nutrición en los hombres.

- Inclusión de protocolos de actuación y acompañamiento en los procesos de concepción, embarazo, nacimiento, postparto y puerperio.

- Espacios masculinos para la crianza consciente: Atención a las paternidades presentes y corresponsable.

- Prevención de riesgos laborales: Trabajo con el aprendizaje de los umbrales de riesgo en los hombres.

**** Propuestas para el alumnado*

- *Análisis cualitativo de opinión del entorno social frente a la asunción de riesgos por parte de las mujeres y los hombres (estudio comparativo).*

- *Encuesta sobre hábitos de ingesta de grasas, alcohol y comida basura en mujeres y hombres.*

- *Trabajo especifico con hombres, grupo de discusión debate o entrevista grupal sobre como se ocupan de su salud y de la salud de las personas que les rodean (relacionado con el concepto de cuidado que hemos trabajado)*

Bibliografía principal

Bibliografía complementaria

- Amorós, C. (1991)."Hacia una crítica de la razón patriarcal". Barcelona: Anthropos.

- Badinter, E. (1992). "X Y La identidad masculina". Madrid: Alianza.

- Bonino, L. (1996). "La condición masculina a debate: Teoría y práctica sobre el malestar de los varones" Rev. Área 3, n° 4. Madrid: Asociación el Estudio de Temas Grupales, Psicosociales e Institucionales.

- Bonino, L (2015) "Masculinidad y salud. Reflexiones críticas acerca del discurso hegemónico sobre la salud masculina en los estudios de género". Presentación en PowerPoint, ampliada y corregida de la publicada en actas de Congreso Internacional Género y Salud, Coimbra, Portugal, octubre 2013.

- Bourdieu, P. (2000). "La dominación masculina". Barcelona: Anagrama.

- Connell, Robert (1995). Masculinities. London: Polity Press.

- Coriac (2000). Por una Paternidad Equitativa. Cuaderno de trabajo. México: Programa de Paternidad y Relaciones de Pareja.

- Corsi, J. (1995). "Violencia masculina en la pareja" Buenos Aires: Paidos.

- Corsi, J. y Peyrú, G.M. (2003) "Violencias sociales" Barcelona: Ariel.

- De Keijzer, Benno (1998). "La masculinidad como factor de riesgo". En Esperanza Tuñón. Género y salud en el Sureste de México. Villahermosa, México: Ecosur/U. A. de Tabasco.

- De Keijzer, Benno (2000). "Hasta donde el Cuerpo Aguante: Género, Cuerpo y Salud Masculina"

• Giddens, A. (1995)."La transformación de la intimidad". Buenos Aires: Paidos

• Gil Calvo, E. (1997) "El nuevo sexo débil: Los dilemas del varón postmoderno" Madrid: Temas de hoy.

• Gilmore, D. (1994). "Hacerse hombre. Concepciones de la masculinidad." Buenos Aires: Paidos.

• Golberg, H. (1992). "Hombres, hombres: Trampas y mitos de la masculinidad." Madrid: Temas de hoy.

• Kaufman, Michel (1989). "Hombres, placer, poder y cambio" Santo Domingo: Taller.

• Kreimer, J.C. (1994). "Rehacerse hombres" Buenos Aires: Planeta.

• Lee, J. (1997) "Hombres que huyen" Madrid: Obelisco.

• Lomas, C. (1999) "¿Iguales o diferentes? Género, diferencia sexual, lenguaje y educación" Barcelona: Paidós

• Lomas, C. (2003) "Todos los hombres son iguales" Barcelona: Paidós

• Marqués, J.V. (1991) "Curso práctico para varones sensibles y machistas recuperables" Madrid: Papagayo.

• Montoya, O. (1998). "Nadando contra corriente: Buscando pistas para prevenir la violencia masculina en las relaciones de pareja" Managua: Fundación puntos de encuentro.

• Pescador, E. (1997). "La masculinidad y la vivencia del placer" México: Archivos latinoamericanos. Vol. II, 2; 173-181.

- Pescador, E. (2003). "Masculinidades y adolescencia" en Lomas, C. "Los chicos también lloran" Barcelona: Paidos

- Pescador, E. (2006). Las nuevas masculinidades: nuevas formas e ser hombre desde el sentir y la escucha" en "Mujeres: Ciudadanas" Córdoba: INET.

- Ramírez, F.A. (2000) "Violencia Masculina en el Hogar". México D.F.: Pax México

- Sanz, F. (1995). "Los vínculos amorosos." Barcelona: Kairós.

- Sanz, F. (1997). "Psicoerotismo femenino y masculino" Barcelona: Kairós

Connell, Robert (1999). "El imperialismo y el cuerpo de los hombres". En Teresa Valdés. Masculinidades y equidad de género en América latina. Santiago, Chile: Flacso/Cepal.

Figueroa, Juan Guillermo (1998a). "La presencia de los varones en los procesos reproductivos: algunas reflexiones". En Susana Lerner (ed.). Varones, Sexualidad y Reproducción. México: El Colegio de México.

Horowitz, Gad y Michael Kaufman (1987). "Sexualidad Masculina: hacia una teoría de liberación". En Michael Kaufman. Hombres, poder, placer y cambio. Dominicana: Cipaf.

Liendro, Eduardo (1997). "Masculinidades y violencia desde un programa de acción en México". En Teresa Valdés y José Olavarría (eds.). Masculinidades y equidad de género en América Latina. Santiago, Chile: Flacso – Chile 1998.

Kaufmann, Michael (1997). "Los hombres, el feminismo y las experiencias contradictorias del poder entre los hombres". En Teresa Valdés y José Olavarría (eds.). Masculinidad/es. Santiago de Chile: Isis/Flacso.

Nauhardt, Marcos, (1998). "Apuntes para la discusión de una nueva paternidad". En Red de información sobre hombres (RISH) de Coriac. Clave en Conferencia: 1REP002, Lugar en la Conferencia: REPRODUCCION/2, Conferencia electrónica Hombres. Info:

coriac@laneta.apc.org

. / México.

Seidler, Victor (1992). "Los hombres heterosexuales y su vida emocional". En Debate Feminista. año 6, II. México.

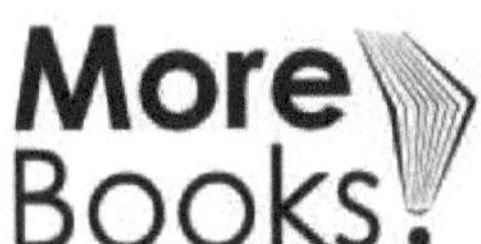

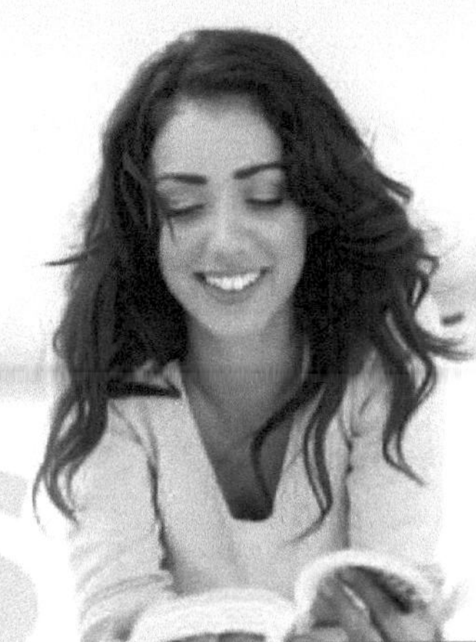

yes I want morebooks!

Buy your books fast and straightforward online - at one of world's fastest growing online book stores! Environmentally sound due to Print-on-Demand technologies.

Buy your books online at
www.morebooks.shop

¡Compre sus libros rápido y directo en internet, en una de las librerías en línea con mayor crecimiento en el mundo! Producción que protege el medio ambiente a través de las tecnologías de impresión bajo demanda.

Compre sus libros online en
www.morebooks.shop

KS OmniScriptum Publishing
Brivibas gatve 197
LV-1039 Riga, Latvia
Telefax: +371 686 204 55

info@omniscriptum.com
www.omniscriptum.com

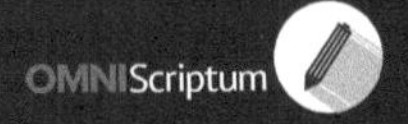

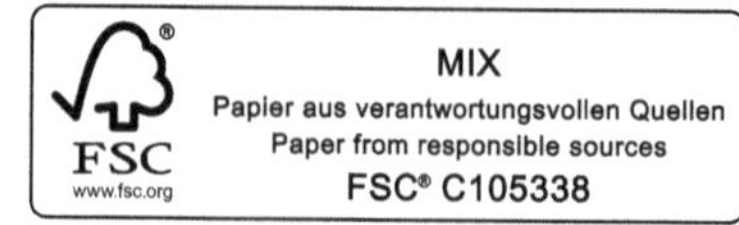

Printed by Books on Demand GmbH, Norderstedt / Germany